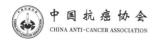

中国抗癌协会
CHINA ANTI-CANCER ASSOCIATION

PET 显像

中国肿瘤整合诊治技术指南（CACA）

CACA TECHNICAL GUIDELINES FOR HOLISTIC INTEGRATIVE MANAGEMENT OF CANCER

2023

丛书主编：樊代明

主　编：樊　卫　汪　静

U0244966

天津出版传媒集团

天津科学技术出版社

图书在版编目(CIP)数据

PET显像 / 樊卫, 汪静主编. —— 天津 : 天津科学技术出版社, 2023.4
("中国肿瘤整合诊治技术指南(CACA)"丛书 / 樊代明主编)
ISBN 978-7-5742-1075-2

Ⅰ.①P… Ⅱ.①樊… ②汪… Ⅲ.①肿瘤—计算机X线扫描体层摄影—影像诊断 Ⅳ.①R730.4

中国国家版本馆CIP数据核字(2023)第062205号

PET显像
PET XIANXIANG
策划编辑: 方　艳
责任编辑: 马妍吉
责任印制: 兰　毅
出　　版: 天津出版传媒集团
　　　　　天津科学技术出版社
地　　址: 天津市西康路35号
邮　　编: 300051
电　　话: (022)23332695
网　　址: www.tjkjcbs.com.cn
发　　行: 新华书店经销
印　　刷: 天津中图印刷科技有限公司

开本 787×1092　1/32　印张3.125　字数60 000
2023年4月第1版第1次印刷
定价: 40.00元

编委会

丛书主编

樊代明

主　编

樊　卫　汪　静

副主编

石洪成　于丽娟　张　旭　章英剑　赵新明

常务编委（以姓氏拼音为序）

陈志军　崔亚利　樊　卫　李　囡　石洪成　宋少莉

汪　静　徐文贵　杨国仁　杨　辉　于丽娟　张　旭

章英剑　赵新明　郑　容

编　委（以姓氏拼音为序）

陈晓良　程竟仪　程向荣　程祝忠　戴　东　邓智勇

杜　进　高永举　管一晖　韩静雅　胡　硕　胡莹莹

华　俊　华　涛　康飞　李　娟　李林法　李雪娜

梁　颖　林承赫　林端瑜　莫　逸　邱大胜　施常备

寿　毅　宋秀宇　孙晓蓉　王　峰　王建方　王新华

王玉君　武　瑜　武志芳　肖国有　谢新立　杨　光

杨建伟　杨　敏　曾贤伍　张敬勉　张汝森　张万春

张晓飞　张召奇

目录 Contents

第一章

肿瘤PET显像概述

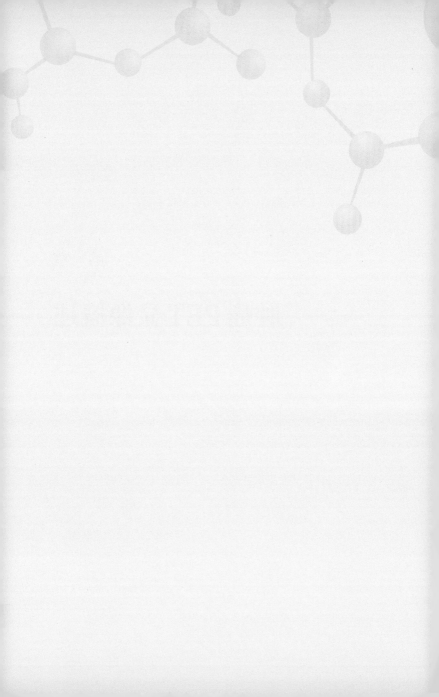

PET中文全称是"正电子发射体层显像术"（positron emission tomography，PET）。它是基于示踪原理通过正电子显像药的体内代谢分布来显示活体内组织细胞的功能代谢变化的一类影像技术，显像药和显像仪是PET显像必需的两个部分，缺一不可。由于反映组织代谢的显像药物处于不断的发展中，因此PET技术永无止境。PET包括PET/CT、PET/MR及临床专用型PET等。

一、PET技术的发展史

（一）正电子的发现

1934年，物理学家Carl Anderson在研究宇宙射线时，拍摄到与电子轨迹相同但方向相反的粒子轨迹，第一次证实"反物质"的存在。Anderson将这一粒子命名为"positron"，意为带正电的电子，由此推进正电子核素探测技术和正电子核素标记技术的发展。

（二）PET技术的演变

1950年初，在美国波士顿麻省总医院物理研究实验室Gordon Brownell设想通过检测正电子湮灭时放出的γ射线来提高核医学图像的质量，在该院神经外科的支持下，在6个月时间内设计并搭建了一台由两块方向相向排列的碘化钠探测器组成的简易正电子扫描仪，初步尝试对病人脑部肿瘤的定位，并将该成果发表于1951年《新英格兰医学》期刊上。1953年Brownell博士和Aronow博士展示了第一台临床正电子发射显像设备。

与此同时，正电子显像药物也在不断发展中，并对PET技术的进步起到关键性推动作用。1954年Sols等人首次报道了2位羟基缺失会阻碍己糖激酶反应。后来Louis Sokoloff和Martin Reivich利用合成的^{14}C标记的脱氧葡萄糖来观察动物体内葡萄糖的代谢情况，于1975年在《科学》杂志上发表该研究结果。

Alfred Wolf等人首先提出用^{18}F来标记葡萄糖的想法。Alfred Wolf等人利用^{20}Ne（p，α）^{18}F核反应得到[^{18}F]F$_2$，通过对乙酰基保护的己烯糖进行氟化反应得到FDG。1986年Kurt Hamacher等人发明了FDG亲核取代反应合成法，经多次优化，最终成为当今工业界生产FDG的标准工艺，为后续FDG商业化奠定基础。

早期临床研究主要在费城的宾夕法尼亚大学医学中心进行，宾夕法尼亚大学的Michael Phelps等人对^{18}F-FDG早期临床研究做出了杰出贡献。20世纪70到80年代，人们发现FDG在脑研究领域以外的心脏代谢和肿瘤代谢领域中也很具潜力。1976年第一台商业化PET扫描仪面市（ECAT），随着对^{18}F-FDG临床研究的深入，^{18}F-FDG在肿瘤领域的价值日益凸显。1987年Paul首次将^{18}F-FDG PET应用于淋巴瘤，1997年FDA批准^{18}F-FDG的临床应用，1998年美国医保机构（HCFA）同意将^{18}F-FDG PET适应证纳入医保，首次将淋巴瘤的^{18}F-FDG PET检查项目纳入医疗保险支付范围。

基于提高扫描速度、改善图像分辨力和改进PET正电子衰减校正的需要，Townsend等人用X射线衰减校正技术替代了基于同位素棒源的射线衰减校正方法，并于1998年首次研制成功PET/CT，该样机安装于匹兹堡大学。

PET/MR的发明则经历较长时间。PET与MRI一体机的概念于1996年提出。但由于传统PET探测器中光电倍增管与MRI磁场相互影响，射线衰减校正的技术遭遇到挑战，导致PET/MR落后于PET/CT。目前多采用MRI的不同序列进行射线衰减校正，一定程度上解决了MRI射线衰减校正的难题，于2010年推出PET/MR并用于临床，弥补PET/CT临床应用中的一些不足。

随着正电子显像药物的发展，显像药种类越来越多，临床应用更加广泛。正电子显像药物以^{18}F标记药为主，其次是 ^{11}C 标记药。近年来，金属离子络合标记药物也在快速发展，如 ^{68}Ga、^{89}Zr、^{64}Cu 标记药等。目前临床应用最多是代谢型显像剂，其中 ^{18}F-FDG 是最重要的葡萄糖代谢显像剂，此外还有氨基酸代谢显像剂、脂肪酸代谢显像剂、核苷酸代谢显像剂、磷脂代谢显像剂和乏氧代谢显像剂等。靶点类显像剂包括肿瘤受体显像剂、中枢神经系统受体显像剂等。

二、PET/CT在肿瘤诊治中的价值

PET/CT是将CT整合于PET系统之中，在清晰显示病灶形态基础上分析研究病变组织的代谢功能变化。PET/CT在肿瘤疾病上具有独特的优势，其在肿瘤的临床诊治和研究方面可以发挥如下作用：①肿瘤良、恶性的鉴别，肿瘤的分期；②肿瘤生物学特性的预测，如肿瘤分级、增殖状态、受体的表达程度等；③协助确定肿瘤治疗方案，早期监测疗效，检测肿瘤耐药性；④肿瘤复发、转移的早期诊断，肿瘤坏死与存活癌性组织的鉴别；⑤肿瘤的基础研究，包括基因突变、DNA合成、受体分布、抗原表达等研究；⑥肿瘤诊治的新药、新技术的研究开发过程中的定量监测等；⑦肿瘤调强放疗确定生物靶区等。

三、PET/MR 在肿瘤诊治中的价值

PET/MR 主要将 MRI 的高软组织分辨率、多参数成像及功能性成像和 PET 的分子信息进行结合，从分子水平及形态学等方面提供肿瘤的生物学信息。PET/MR 可适用于各类型的肿瘤，与 PET/CT 相比在肿瘤临床应用方面总体价值相当。

除上述 PET/CT 的优势外，PET/MR 的独特优势还在于以下几个方面：①空间上的精确一致，PET/MR 真正实现 PET 和 MRI 图像的等中心采集；采集时间上高度接近，这些都大大降低图像配准误差；实时 MR 图像可为 PET 图像提升运动校正的精度（特别是心脏、肺、膀胱等部位），更准确定位代谢增高的部位，真正实现代谢和生理功能上的同步；②软组织分辨率高，更清晰显示肿瘤局部浸润，更高效检出骨、脑及肝脏恶性病变，提高 TNM 分期的准确性；③电离辐射剂量更低，与常规 PET/CT 相比，PET/MR 检查辐射剂量可降低 75%，对儿童、青少年、孕妇和需进行多次检查者更为适用。

总之，PET/CT 和 PET/MR 成像技术在一定意义上克服了现有分子生物技术脱离活体内环境、体内调控和不同组织间相互作用的局限性，实现分子生物学和分子医

学的活体化，成为联系分子生物学和临床医学的桥梁，在肿瘤疾病的诊治中占据着极其重要的位置。

第二章

PET显像原理

一、PET显像原理

核医学影像成像的基本过程是利用放射性测量仪探测积聚在体内特定组织器官的放射性药物发出的射线并进行数据化处理，利用这些数据进行计算、重建，获得放射性药物在该组织器官分布的图像。一个由计算机处理、可以产生断层图像的测量仪，即为发射型计算机断层显像仪，其中专用于正电子放射性药物探测的成像设备即为正电子发射计算机断层显像仪（positron emission computed tomography，PET）。

放射性药物需要在活体状态下被特定的组织、细胞和亚细胞水平上的特定分子主动摄取、结合，从而在分子水平上反映特定的疾病，用影像学的方法定性和定量特定的生物学特性与过程。用于产生核医学影像的放射性药物即为显像剂，大多是放射性核素标记的生命代谢必需的小分子物质，也可以是针对分子靶点的可视化分子探针，对比形态结构影像的造影剂（绝大多数属于对比剂，难以反映生化代谢的变化），化学用量少，体内应用更为安全。

除去设备成像的物理学原理，PET检查的原理即是每一种显像剂特定的生物特性的显像原理。不同的显像剂可用于同一肿瘤，反映肿瘤不同的生物学信息；同一种显像剂又可用于不同的肿瘤，反映出肿瘤的生物学共性。

大多数恶性肿瘤的生物学特征是葡萄糖代谢活跃，因此葡萄糖代谢显像是恶性肿瘤PET检查最普遍适用的方法，氟[18F]脱氧葡萄糖（F-18 fluoro-D-deoxyglucose，^{18}F-FDG）即是肿瘤PET检查最普遍适用的显像剂。近年，已获准入的PET显像剂还有专门针对神经内分泌受体的镓[68Ga]生长抑素类似物（^{68}Ga-DOTA-TATE，TATE）、反映雌激素受体活性的氟[18F]氟代雌二醇（简称FES）和能特异性结合前列腺特异性膜抗原的镓[68Ga]前列腺特异性膜抗原配体（简称PSMA）。肿瘤的增殖、乏氧、不同氨基酸代谢、不同受体活性、不同抗原含量、成纤维细胞活化蛋白等特性，都需要不同的显像剂来反映。

（一）葡萄糖代谢显像

恶性肿瘤的代谢特点之一是肿瘤细胞在有氧条件下发生的糖酵解。^{18}F-FDG类似于葡萄糖，可经同一途径被细胞摄取、磷酸化，但因不再进一步代谢而滞留在细胞内（即代谢捕获），从而可以用于肿瘤显像。利用这一显像原理，^{18}F-FDG还可用于脑心血管疾病和炎症检查。

^{18}F-FDG注入体内后，经肾脏排泄，主要分布在脑皮质、肾脏、输尿管、膀胱等部位。在恶性肿瘤检查中可用于：①辅助临床分期；②预后分析；③辅助制定放疗靶区；④疗效评估；⑤诊断残留、复发；⑥复发患者再分期；⑦寻找肿瘤原发灶；⑧多原发恶性肿瘤转移灶来源分析；⑨病灶定性；⑩指导穿刺部位；⑪高危人群恶性肿瘤筛查。

（二）生长抑素受体显像

神经内分泌肿瘤（neuroendocrine neoplasm，NEN）细胞表面的生长抑素受体（somatostatin receptor，SSTR）过度表达，放射性核素标记的生长抑素类似物（somatostatin analogue，SSA）能与该受体特异性结合而使这类肿瘤显像。SSTR有1-5种亚型，约80%的NEN细胞表面主要表达$SSTR_2$，镓[^{68}Ga]生长抑素类似物（DOTA-TATE、DOTA-TOC、DOTA-NOC）均与$SSTR_2$及$SSTR_5$有较高的亲和能力，其中DOTA-NOC还与$SSTR_3$有较高的亲和力。NEN又可分为高分化的神经内分泌瘤（neuroendocrine tumor，NET）与低分化的神经内分泌癌

（neuroendorine carcinoma，NEC）。高分化的神经内分泌瘤生物学行为惰性、葡萄糖代谢活性低但生长抑素受体高表达，^{18}F-FDG PET 显像多为阴性、镓[^{68}Ga]-生长抑素 PET 显像则为阳性；低分化的神经内分泌癌侵袭性高、葡萄糖代谢活性强而生长抑素受体低表达，PET 显像结果相反。因此核医学生长抑素受体与 ^{18}F-PDG 联合显像能定性神经内分泌肿瘤，判断其分化程度，寻找神经内分泌肿瘤原发灶，对生长抑素受体高表达者的辅助分期、制定个体化治疗方案、筛选生长抑素受体靶向治疗适应证患者有重要作用，并能够评估其疗效。

（三）前列腺特异性膜抗原显像

前列腺特异性膜抗原（prostate specific membrane antigen，PSMA）是一种 II 型跨膜糖蛋白，几乎表达于所有的前列腺腺癌。因其具有叶酸水解酶和神经羧肽酶活性，因此可以促进前列腺癌增殖、浸润，抑制凋亡。针对 PSMA 的各种小分子抑制剂或靶向 PSMA 的各种配体被放射性核素标记后可用于前列腺癌显像，其中用于 PET 检查的有镓[^{68}Ga]-PSMA 配体、^{18}F-ACBC 等。注入体内后在唾液腺、肝、肾、脾等部位的正常分布较多，在膀胱分布较少，对前列腺癌原发灶显示干扰小。PS-

MA靶向分子影像已成为前列腺癌诊断、分期、疗效观察、再分期、辅助精准治疗和随访等的最重要的工具，它能早期定位生化复发的病灶以决定进一步的个体化治疗方案。

（四）雌激素受体显像

16α-[^{18}F]氟-17β-雌二醇（16alpha-fluoro-18 17beta-estradiol，^{18}F-FES）（简称FES）作为雌激素的类似物，主要与雌激素受体（ER）中的α亚型结合，与α亚型的亲和力是β亚型的6.3倍。雌激素依赖型（ER阳性）乳腺癌组织中，ERα/ERβ的比值显著高于周围正常乳腺组织，表现为FES摄取、结合增多。作为类固醇激素，FES注入体内后，会迅速被肝脏摄取和代谢，其代谢产物多以葡萄糖醛酸结合的形式快速经肾脏排除，另随胆汁进入肠道，部分经肝肠循环再吸收。FES比活度过低或过高、血液性激素结合球蛋白（sex hormone binding globulin，SHBG）水平较高或正在服用ER拮抗剂三苯氧胺者易出现假阴性，后者需停药5-6周。FES PET检查主要用于全身、无创、动态诊断乳腺癌病灶ER表达状况，筛选乳腺癌内分泌治疗适应证患者，监测内分泌治疗期间各瘤灶的ER变化，评价内分泌药物对受体作用的差异，发现原发与转移灶ER表达的异质性，定制个体化内分泌治疗方案并预测其疗效。还可用于检出葡萄糖代谢不高但ER高表达的隐匿性乳腺癌或低度恶性的乳腺癌病灶，对同时伴有ER阳性乳腺癌的多原发恶性肿瘤患者的肿块定性、转移灶来源判断和决定合适的治疗方案有较大的临床价值。

核医学影像反映功能、生化、分子浓度的变化，每种放射性药物又有一定的生理性分布。因此，对其判读应结合病史和诊疗过程进行综合分析。如在FDG显像解读中，应避免将治疗中代谢降低的恶性病灶判断为良性，将治疗后炎症反应导致的代谢增高或不降判断为无效。

二、PET图像分析方法

PET显像反映的是病变组织的生物学特征，因此，无论病灶摄不摄取显像剂或者摄取多少，都具有临床意义，因此PET显像不存在假阴性和假阳性的问题，这一点和结构形态影像是不同的。但有时为了描述方便，在肿瘤良恶性诊断方面，文中部分章节仍有病灶探测阴性、阳性的提法，需要注意其内在的含义，它与CT、MRI结构影像不存在任何相关性。

PET 显像检查对上述分子生物学特性的定性和定量方法用单纯肉眼判断，勾画不同感兴趣区进行靶/本底（T/NT）比值和时间–放射性计数曲线（TAC）等进行分析。通过感兴趣区获得的重要观察指标有：

标准摄取比值（SUV）：是 PET 常用的半定量分析指标，反映肿瘤摄取放射性的程度。SUV=感兴趣区平均活度（Bq）/注射剂量（Bq）/体重（kg）。其中，SUVmax 指在感兴趣区中最大的 SUV，反映肿瘤组织中最高代谢程度，SUVmean 代表整个肿瘤平均代谢值，常用于不均质肿块的代谢测量。由于 SUVmean 受肿瘤体积及主观因素影响较大，临床上仍主要应用 SUVmax。

肿瘤代谢体积（MTV）：是高代谢病变的体积，反映异常代谢的肿瘤细胞数量。MTV 常用测量方法为视觉分析法（肉眼法）和基于不同 SUVmax 阈值的半自动勾画法（分割方法）。后者阈值有 SUVmax=2.5、40%SUVmax、50%SUVmax 及 60%SUVmax 等。

糖酵解总量（TLG）：为 ROI 内病灶 MTV 与 SUVmean 的乘积，代表了肿瘤负荷及肿瘤细胞葡萄糖利用率，是一个既能反映肿瘤代谢活性又能反映肿瘤代谢体积的综合参数。

此外，滞留指数（RI）反映病灶放射性摄取的变化，对判断良恶性等有作用。RI=（延迟相计数比值—早期相计数比值）×100% /早期相计数比值。

体内放射性药物发出的射线被PET探测成像前，受所在脏器组织的厚薄、密度的高低影响而有不同程度的衰减，为准确定量，PET/CT和PET/MR可分别利用CT、MR影像进行衰减校正，并实现准确定位、多模态分子影像诊断。

由于PET和CT非同步采集，因吞咽、呼吸、肠蠕动等可能引起融合误差（即放射性浓聚与实际的病变部位不一致），在定性、定位与图像展示上需要进行人为调整，其结果在精准定位和影像组学研究上仍有待提高。第三代的PET/MR实现了两者同步采集，融合误差情况较少发生或误差程度较轻，但在不同序列MRI独立补充采集中仍需排除可能存在的融合-诊断偏差。

病灶附近有金属或致密医疗植入物会导致PET影像过度衰减校正从而影响定性、定量，有时需要利用非衰减校正的影像进行诊断。

常规PET/CT、PET/MR全身采集时分别使用低剂量X线和快速序列，其解剖影像不能替代诊断CT和MR多序列精准检查，PET/MR尤其需要局部多序列补充检查。

PET/CT在检查通量、检查体验，以及对肺部、骨骼、钙化灶分析上优于PET/MR；而PET/MR能通过多参数、多方位成像更好地显示病变细节，还能进行功能与分子成像，在部分恶性肿瘤的T分期与鉴别诊断方面，PET/MR优于PET/CT，尤其是颅脑和肝脏肿瘤。CT使用单一参数、进行密度分辨成像，对软组织分辨差；MRI对软组织分辨很好，在多参数成像下，对脑、头颈部、心脏、腹盆部等软组织为主部位的小病变分析优于PET/CT。

对乳腺这类电离辐射高度敏感的小器官，可用专用的乳腺PET紧贴乳腺表面，其灵敏度高，能准确发现多中心或多灶性病灶；且低辐射，适合用于多次成像疗效分析，也适合乳腺癌新型分子影像探针的临床研发。

第三章

肿瘤PET显像检查流程

一、显像前准备

（一）病史采集

详细询问了解患者的病史，明确 PET 显像检查的目的。如进行病变定性则需要了解患者临床症状及体征、病史时间、相关化验及影像学检查结果、是否做过治疗等；若已诊断为恶性肿瘤患者，需要了解确诊时间、肿瘤部位、病理类型、肿瘤药物或手术的治疗情况及此次检查的目的。

了解患者家族史、有无糖尿病史、二甲双胍使用情况、近期感染史、近期是否使用升白药物、外出旅居史，必要时了解患者职业。对于育龄期女性患者需了解有无妊娠、是否处于哺乳期等情况。

（二）^{18}F-FDG PET 显像患者准备

检查前告知患者检查前的准备及注意事项。

检查前测身高、体重。至少禁食 4~6 h，含葡萄糖的静脉输液及静脉营养需暂停 4~6 h。

检查当天空腹测血糖，原则上应低于 11.1 mmol/L，可根据患者具体情况进行调整。需要用胰岛素的患者根据胰岛素的类型及给药途径而定。

检查前排空膀胱，减轻尿液对盆腔病灶检出的影响。怀疑膀胱病变，应嘱患者大量喝水、多次排尿，并于上机检查前充盈膀胱，行局部延迟显像。

检查前嘱患者取下身上可移除的金属物品。

气温降低时，嘱患者增加衣物，注意保暖。

（三）非 ^{18}F-FDG PET 显像患者准备

应用非 ^{18}F-FDG 显像剂检查，一般无特殊准备和要求。

二、显像药物注射与扫描

（一）^{18}F-FDG 药物注射

注射 ^{18}F-FDG 前患者应充分休息。

给药途径一般为静脉注射，给药剂量为 2.96~7.77 MBq/kg，儿童酌情减量。注射剂量可根据显像仪器的不同而进行适当调整。

注射显像剂后应安静休息，尽量避免肌肉紧张，减少运动，不与他人交谈，身体保持放松状态。

（二）非 ^{18}F-FDG 显像药物注射

非 ^{18}F-FDG 显像药物一般为静脉注射，对血糖、禁食等无特殊要求，注射显像剂后无特殊禁忌。

（三）扫描

显像时间：^{18}F-FDG PET 显像检查通常为注射显像

剂后 65±10 min，脑显像时间可适当提前。根据病情需要，必要时加做局部延迟显像，在早期显像后 1.5–2 h 进行。

注射非 ^{18}F-FDG 正电子显像剂，根据显像剂的体内生物分布及核素半衰期不同，显像时间也有所不同，如 ^{11}C 标记的分子探针，于注射后 10 min 进行显像，^{68}Ga-FAPI 注射后 20 min 可进行显像。

显像体位：常规取仰卧位，扫描头部时患者双手置于身体两侧；扫描体部时尽量双手上举过头顶，抱头。

扫描范围：一般为从头顶至股骨上段，或从颅底至股骨上段。根据病情需要，必要时加做四肢显像。也可以根据病情需要，从头顶至足底扫描全身图像。

扫描采集信息：在 PET/CT 扫描中，CT 扫描用于解剖定位、衰减校正和 CT 诊断。若用于 CT 诊断应根据不同扫描部位设置标准诊断 CT 的 mAs；若不以 CT 诊断为主，只需解剖定位和衰减校正，如复查疗效，儿童患者可采用较低 mAs，一般在 80 mAs 以下，减少患者辐射。PET 采用三维模式采集，每个床位采集时间、矩阵依仪器不同而有差别。一般用有序子集最大期望值算法（OSEM）进行重建，并应用数据对 PET 图像进行衰减校正。PET/MR扫描中，MRI扫描应标明扫描的部位、范围及具体扫描序列的名称、主要参数（如层面、层厚、矩阵、FOV、扫描时间、TE/TR等），PET采集信息同PET/CT。检查中若增强扫描使用对比剂，应描述对比剂名称、注射剂量、注射速率、给药方式和延迟时间，如为动态增强应标明期相。

三、PET图像分析与报告书写

（一）^{18}F-FDG图像分析

正常图像：^{18}F-FDG是葡萄糖类似物，进入机体后其生理性摄取、代谢及排泄途径与葡萄糖类似。正常人在禁食状态下，脑部以葡萄糖为主要能量来源，故脑灰质和灰质核团葡萄糖代谢程度较高，脑白质葡萄糖代谢程度则相对较低；口咽部及唾液腺可出现较对称性葡萄糖高代谢；双肺葡萄糖代谢较低且较均匀；心脏葡萄糖代谢程度个体差异较大，可表现为不显影、淡而不均匀显影或左心室显影较明显；肝脏、脾脏可呈现较均匀性葡萄糖高代谢，正常情况下脾脏显影程度低于肝脏；胃壁可呈现较均匀性葡萄糖高代谢；腹盆腔部分肠道可呈现不同葡萄糖代谢程度的显影；作为^{18}F-FDG主要的排泄系统，双肾、输尿管及膀胱内可见明显放射性显影；

肌肉葡萄糖代谢程度较低（注：肌紧张或者患者活动后，显影会明显）；育龄期女性子宫及卵巢可出现生理性葡萄糖代谢程度增加；全身其他部位轮廓及层次较清晰。

异常图像：在PET图像上出现异常葡萄糖高代谢及代谢减低区即为异常图像。PET图像上高代谢灶即^{18}F-FDG代谢程度在视觉上明显高于正常组织；低代谢灶即^{18}F-FDG代谢程度在视觉上明显低于正常组织；有时病灶的^{18}F-FDG代谢程度与正常组织相当。故影像诊断时需进行综合分析。

半定量分析：最常用的半定量参数是标准化摄取值（standardized uptake value，SUV），含义是病灶对放射性药物的摄取与全身平均摄取值之比。SUV的高低不能反映病变的良恶性，使用SUV辅助诊断病变良恶性时，需要结合病变的位置、数量、形态、大小、内部放射性分布特点及CT或MRI影像特征，同时结合患者的临床病史资料及实验室检查结果进行综合分析。

$$SUV=\frac{单位体积病变组织显像\ 剂活度（Bq/ml）}{显像剂注射剂量（Bq）/体重（kg）}$$

在分析图像时应注意一些生理性摄取的影响，如：声音、光刺激及思考会导致眼肌、大脑相应功能区皮质较高的生理性摄取；注射显像剂后说话，可出现喉部肌肉生理性摄取较高的情况；精神紧张、寒冷会导致棕色脂肪的生理性摄取；肌肉紧张或检查前进行剧烈运动或肌肉按摩会导致肌肉生理性摄取；女性患者月经期或排卵期会出现子宫、卵巢的生理性摄取。小儿胸腺、老年人主动脉壁、男性患者睾丸可显影。血糖水平较高时，心肌多显影较浓。

注意常见的容易误判为恶性肿瘤的病变：感染性疾病、非特异性炎性疾病、术后改变、放射性肺炎、化疗后骨髓增生、白细胞刺激因子促进骨髓造血以及部分良性肿瘤（如：垂体腺瘤、甲状腺腺瘤、腮腺混合瘤、肾上腺腺瘤等。）

注意常见容易漏诊或误判良性病变的结果：肿瘤体积较小（小于2倍PET分辨率）、肿瘤坏死、特殊类型肿瘤（如：肺原位癌、高分化肝细胞肝癌、胃印戒细胞癌、肾透明细胞癌、富含黏液成分肿瘤、低级别胶质瘤、高分化神经内分泌肿瘤等。）

（二）¹⁸F-FDG PET 报告书写

1.报告格式

检查基本信息：医院名称、患者姓名、性别、年龄、开单科室、住院号（门诊号）、床号、临床诊断、显像剂、检查号以及检查日期。注射剂量、注射时间、显像时间、血糖水平建议在患者质控记录单中记录。

根据需要可描述简要病史：患者现病史、查体结果、既往就诊记录、既往影像学检查资料、实验室检查。对于已确诊病人需提供确诊时间、手术记录及病理结果（手术或活检病理）、治疗经过（对于放化疗病人需提供放化疗疗程、结束时间、近期是否应用升白药）。

检查目的：简明扼要概括此次检查目的，如病变定性、肿瘤分期、疗效评价等。

2.检查方法

检查项目名称、显像剂名称、给药途径、注射部位、扫描范围、辅助干预措施（镇静剂、胰岛素、二甲双胍、利尿剂使用情况和水化情况）、对比剂使用情况。延迟显像应记录显像时间。

3.检查所见

¹⁸F-FDG 显像：在禁食状态下，静脉注射 ¹⁸F-FDG

后行全身/脑 PET/CT、PET/MR 显像，写明显像质量的评价。

按以下部位依次进行描述：脑部、颈部、胸部、腹部、盆部、骨骼四肢。

每部位病灶按由主到次的顺序描述，对病变描述应包括：CT 描述应包括病灶位置、大小、形态、密度、边界、与周围组织关系以及继发的影像学改变；MRI 描述应包括位置、分布、边缘、形态、内部结构、大小、信号、与周围器官的关系、功能关系，病灶中有无液化、坏死、出血等，与周围组织的关系、对周围组织或脏器的影响。完整的 MRI 描述应包括 T1WI、T2WI、DWI 及其他特殊序列。如进行增强检查，要描述病灶的强化程度及表现，动态增强应描述各个时期的 CT 值或信号变化，对动态增强的时间-信号曲线（乳腺癌、前列腺癌）也应进行描述。PET 描述包括：葡萄糖摄取程度、形态，测量病灶 SUVmax。还应包括 PET 与 CT 或 MRI 的对应关系。对于 ^{18}F-FDG 摄取不高但 CT 或 MRI 有异常表现的部位应进行描述。

另外淋巴瘤患者的报告应在检查所见部分末尾标明纵隔血池、肝血池 SUVmax。

4.检查意见

应清晰简要、层次分明，给出客观、准确的结论。要求：①检查意见应按临床诊疗意义进行排序，首要回答临床医师最关注的问题，包括病变位置、累及范围，对于需要明确诊断的病变应给出良恶性倾向。如诊断明确，应根据报告医师的经验给出可能诊断；如有鉴别诊断应按可能性大小给出主要及次要诊断。如根据现有的临床及影像学资料难以给出诊断意见，应给临床指明进一步检查的建议或最佳活检部位。对于已经病理诊断明确患者，报告应给出病种相应的影像学分期。②再次检查疗效评价的患者，报告应尽可能给出与上次检查（体现具体日期）对比数据，包括病灶数目、大小、代谢程度的变化情况，尽可能给出疗效评估意见（CR、PR、SD、PD）。

5.附图要求

报告中所有异常所见均应附图，并加以必要的标识和文字说明，所用图像均应清晰展示病灶。特定病变需给连续断面图像，并给出三轴定位图像（横断面、冠状面、矢状面），显示病变全貌。CT图像应给予合适的窗宽、窗位，使病变清晰展示，必要时给出病变放大的细节图，小病变应进行标注。MRI图像应标注序列。对于再次检查的患者，应给出主要病变与上次检查对比的彩图，以便进行直观对比。附图要与检查报告描述的主要病灶一致。

6.报告的签发

报告书写医师应具备相应的职业资质，完成报告后应仔细检查报告中的图文。一般应由副高及以上职称医师审核签字后才可发出。

（三）非 ^{18}F-FDG 正电子药物 PET 图像分析与报告书写

1.^{68}Ga-DOTA-TATE PET肿瘤显像

大多数神经内分泌肿瘤细胞表面表达生长抑素受体（somatostatin receptor，SSTR），放射性核素标记的生长抑素类似物可与肿瘤细胞表面的生长抑素受体结合，从而进行肿瘤显像。近年来，正电子核素 ^{68}Ga 标记的生长抑素类似物（^{68}Ga-DOTA-TATE）应用逐渐增多，可对神经内分泌肿瘤显像。

PET图像分析：生长抑素受体在体内许多神经内分泌细胞及其他细胞中具有表达，并且 ^{68}Ga-DOTA-TATE 主要通过肾脏排泄。正常人体内垂体、脾脏、肝脏、肾上腺和泌尿系统显著摄取 ^{68}Ga-DOTA-TATE，而甲状腺、唾液腺和腮腺则呈轻微至中度均匀摄取。前列腺和乳腺可表现为轻度弥漫性摄取。部分患者胰头部位会有局灶性轻度生理性摄取。在生理性摄取部位以外如出现较高或者高于本底的放射性摄取则诊断为异常，摄取程度高则提示SSTR高度表达。

2. ^{68}Ga/^{18}F-PSMA PET肿瘤显像

前列腺特异性膜抗原（prostate specific membrane antigen，PSMA）是前列腺上皮细胞表达的跨膜蛋白，在正常前列腺组织中低表达，在大多数前列腺癌或转移灶中高表达。^{68}Ga-PSMA配体可与PSMA特异性结合，从而进行显像，对前列腺癌的诊断、分期、复发转移灶检测、疗效评价意义重大。在前列腺癌筛查中，如在常规MRI基础上引入 ^{68}Ga-PSMA PET/CT检查，可以提高有临床意义的前列腺癌的检出率。

泪腺、唾液腺、肝脏、脾脏、部分肠道会有生理性摄取，肾脏浓聚较高。根据配体类型和结构不同，显像剂在正常前列腺组织的浓聚程度也不同。^{68}Ga-PSMA配体主要通过泌尿系统排泄，少量通过肝胆系统排泄。另有部分前列腺癌或转移灶无PSMA表达，故对显像剂摄取程度不高；部分新生血管丰富的肿瘤，如肝细胞肝癌、肾癌、肺癌、甲状腺癌等肿瘤也会出现显像剂摄取增加的现象。

3.非FDG报告书写

非FDG检查报告中对生理性摄取和非生理性摄取的异常摄取部位进行描述，检查结论中对该部位特定的分子生物学异常表现进行阐述，如受体表达情况，氨基酸代谢情况等。其余报告书写要求同^{18}F-FDG PET报告书写。

第四章

肿瘤PET显像检查适应证

病理诊断明确情况下和无病理诊断患者PET的应用是有差异的，病理诊断明确者主要是用于病人的临床分期等；对于病人的良恶性诊断，基于特异性显像剂的PET对于特定肿瘤的定性有重要价值。对于肿瘤负荷低、病灶小病变，由于病灶摄取显像剂少，区分病变良恶性有时十分困难。

一、胶质瘤

脑胶质瘤是起源于神经上皮组织的一类恶性肿瘤。葡萄糖是脑组织代谢的常规能源，脑组织的^{18}F-FDG本底高，对于低级别胶质瘤，病灶摄取相对较少，肉眼分辨难度大，容易漏诊；氨基酸类显像剂，如^{11}碳甲基蛋氨酸（^{11}C-MET）、^{18}氟乙基酪氨酸（^{18}F-FET）和^{18}氟多巴（^{18}F-DOPA）等具有肿瘤组织摄取高、正常脑组织摄取低等优点，克服了^{18}F-FDG显像方面存在的不足，成为胶质瘤PET显像方面的首选。

（一）适应证

（1）胶质瘤和非肿瘤性疾病的鉴别。

（2）传统意义低级别和高级别胶质瘤的鉴别。

（3）肿瘤边界确定。

（4）活检手术最佳位置确定。

（5）胶质瘤病人预后评估。

（6）胶质瘤治疗中和治疗后的疗效评估。

（7）胶质瘤复发和治疗相关改变（如假性进展、放射性坏死等）的鉴别。

（8）胶质瘤恶性转化的识别。

鉴于脑胶质瘤细胞类型多、异质性强，摄取显像剂的能力各不相同，临床应用目的也不一致，选择何种显像剂是一项重要环节。其次MRI是评估胶质瘤最常用的手段，PET/ MR显像比PET/CT有明显优势，在胶质瘤诊疗方面发挥重要作用。

（二）PET脑胶质瘤中应用局限性及对策

部分胶质瘤细胞可能对某一种显像剂的摄取较低，在提示肿瘤异质性的同时也对临床诊断提出了挑战。基于胶质瘤病理的生理特点，联合应用氨基酸显像剂和针对胶质瘤微环境的显像剂对该问题解决有一定帮助。

二、鼻咽癌

鼻咽癌是来源于鳞状上皮的恶性肿瘤，病灶内瘤细胞排列密集，^{18}F-FDG摄取相对多，呈^{18}F-FDG高代谢，是鼻咽癌的主要PET显像剂。

（一）适应证

（1）鼻咽癌治疗前分期（尤其对于高转移风险的患者，建议在治疗前进行常规PET/CT检查）。

（2）鼻咽癌治疗后评估疗效，肿瘤坏死与残留的鉴别。

（3）对于鼻咽癌治疗后EBV-DNA持续或进行性升高患者，寻找转移灶。

（4）复发性鼻咽癌再分期。

目前临床多采用UICC/AJCCTNM分期系统（第8版）评估原发灶的范围及淋巴结转移、远处转移情况。在鼻咽癌T分期方面，PET/CT不推荐作为原发灶侵犯范围评估的首选检查手段。PET/MR可达到与PET/CT同等或更高的诊断敏感性，且能通过单次检查实现一步到位的分期策略。但PET/MR对鼻咽癌评估的研究较少，PET/MR是否能替代PET/CT作为治疗前评估的检查手段目前仍处于探索阶段。

在鼻咽癌N分期方面，^{18}F-FDG PET/CT较MRI具有更高的敏感性和特异性，尤其对于小淋巴结转移的检出具有更高的准确率。

远处转移的早期发现无疑对于准确分期及治疗策略

的制订具有重要的意义。对于高转移风险（如N0-1且EBV DNA>4000拷贝/ml或N2-3和T3-4）的患者，建议在治疗前进行常规PET/CT检查。对于确诊鼻咽癌的极低转移风险（N0-1且EBV DNA<4000拷贝/ml）患者，如常规影像检查手段疑似远处转移，建议行PET/CT检查进一步明确诊断。

超过90%的鼻咽癌复发或转移发生于根治性治疗结束后5年内，PET/CT在鼻咽原发灶复发/残留与放疗后纤维化的鉴别诊断中优于MRI；对于鼻咽原发灶复发/残留诊断困难的病例，推荐应用PET/MR检查。对于治疗后EBV-DNA持续或进行性升高的患者，建议行PET/CT检查寻找隐匿转移灶。

（二）[18]F-FDG PET/CT鼻咽癌中应用局限性及对策

受分辨率限制，PET/CT对鼻咽癌部分颅底骨侵犯显示欠清，且脑组织[18]F-FDG高本底影响是否侵犯脑组织的判断，[18]F-FDG PET/MR有突出优势。另外，靶向成纤维细胞活化蛋白（FAP）分子探针，如[68]Ga-FAPI，在鼻咽癌的原发灶及转移灶的诊断方面表现出较高的探测效率，在颅底骨侵犯及脑侵犯方面，[68]Ga-FAPI显像明显更具有优势。

三、肺癌

肺癌又称支气管肺癌，主要是来源于支气管上皮的恶性肿瘤，病理上分为 NSCLC 和 SCLC 两大类，其基本呈 ^{18}F-FDG 高代谢，^{18}F-FDG PET/CT 显像在肺癌诊疗全程管理中具有重要的价值，包括诊断、初始分期、治疗后再分期、疗效检测和评估预后等方面。

（一）适应证

（1）肺癌治疗前初始分期。

（2）NSCLC 诱导治疗后再分期。

（3）8 mm 以上实性结节和部分实性结节良恶性鉴别。

（4）肺癌治愈性放疗靶区的勾画。

（5）检测肺癌治疗后残余或复发病灶，特别是临床怀疑复发但常规影像学检查方法呈阴性患者。

（6）评估肺癌治疗反应和预后。

目前临床多采用 UICC/AJCCTNM 分期系统（第 8 版）评估原发灶的范围及转移情况。^{18}F-FDG PET/CT 被公认为是肺癌最佳的分期手段。

肺癌最常见的病理类型是腺癌、鳞癌和小细胞肺癌，绝大多数表现为 ^{18}F-FDG 高摄取，但一些黏液腺癌、类癌或者直径8mm以下的早期磨玻璃结节样肺癌也可以表现为无明显¹⁸F-FDG摄取。而活动期结核、肉芽肿、炎症或真菌感染灶也可以表现为中高度¹⁸F-FDG摄取。因此，在诊断时需结合PET的代谢特点和CT的形态学特征进行综合判断。8mm以上的实性结节和部分实性结节被推荐使用¹⁸F-FDG PET/CT鉴别良恶性，SUV≥2.5不被推荐作为良恶性结节的鉴别点，SUVmax低于纵隔血池判断为良性结节已被证明准确性较高。对于纯磨玻璃结节，PET/CT通常无异常放射性摄取，因此不推荐利用PET/CT鉴别良恶性，其诊断主要依靠HRCT。因此，提倡在PET/CT扫描完成后立即进行单独肺屏气薄层CT，以弥补PET/CT常规扫描在磨玻璃结节检测上存在的缺陷。

在肺癌T分期方面，PET/CT在T2以上分期上明显优于CT，例如，鉴别肿瘤和肺不张以及确定肿瘤局部侵犯，PET/MR在胸壁侵犯的判断上优于PET/CT。在N分期方面，PET/CT比CT具有更高的敏感性和特异性，尤其对于小淋巴结转移的检出具有更高的准确率。CACA肺癌指南指出由于纵隔淋巴结转移既是手术/放疗的"分水岭"，也是局部进展到远处转移的中间状态，因此，严格的影像学分期是必要的。所有计划进行根治性手术切除的Ⅲ期NSCLC患者，在开始治疗前均应进行PET/CT检查用于初始分期评估。^{18}F-FDG PET/CT在淋巴结评估中具有较高的阴性预测价值，尤其在区分有无N2或N3期淋巴结转移上，从而影响患者的治疗方式。在M分期上，^{18}F-FDG PET/CT可以敏感高效的检出肾上腺、骨、胸膜和肝脏等绝大多数远处转移病灶。在骨转移的检测上比SPECT/CT具有更高的诊断效能；在胸腔积液的情况下，PET/CT扫描阴性可以减少胸腔穿刺或胸腔镜活检的次数。但在脑转移的检测上有明显缺陷，对肝脏微小转移灶的检测也略逊色于MRI或PET/MR。

放射治疗是肺癌的重要治疗手段之一。精确的靶区勾画能够在保护正常组织相对安全的情况下，尽可能提高肿瘤区域的放射剂量，以此增强治疗效果。^{18}F-FDG PET/CT在肺癌的放疗规划中起着重要作用。它可以清晰地显示肿瘤的边界，并具有减少观察者间和观察者内差异的优势。而且可以根据病灶摄取^{18}F-FDG的程度，给予不同的放疗剂量。国际放射治疗肿瘤组织（radiation therapy oncology group，RTOG）推荐采用PET/CT作为肺癌适形及强调靶区放疗GTV勾画的标准方式。CACA指南推荐利用PET/CT对肺癌进行靶区勾画，特别是对于存在明显肺不张或有CT静脉增强造影禁忌的患者。

肺癌手术或放疗后，正常的解剖结构会被改变，或放疗后形成纤维化、坏死、瘢痕组织和放射性肺炎等使常规影像学方法在鉴别复发上受到限制。^{18}F-FDG PET/CT利用肿瘤组织葡萄糖代谢旺盛，坏死纤维组织葡萄糖代谢低的特点，能有效鉴别复发，进行再分期。新辅助化疗后精确的再分期对于决定后续治疗方案的选择和预后具有非常重要的作用。PET/CT对NSCLC新辅助化疗后纵隔淋巴结再分期的诊断具有很强的指导作用，其敏感性、特异性和准确性均高于CT。CACA指南推荐^{18}F-FDG PET/CT作为NSCLC诱导治疗后再分期的初始评估。有研究表明新辅助治疗后N2淋巴结的中位SUVmax明显低于无反应的患者，因此，建议对新辅助治疗后PET/CT阴性的患者，不应该强制性的进行纵隔镜检查。

目前临床疗效评估普遍使用的是基于常规影像的评估标准，而基于PET的反应评估可以在肿瘤大小改变之前检测到代谢的改变。PET/CT对肺癌早期或中期治疗反应评估的敏感性更高，特别是在检测完全缓解和进展方面。

在预后评估方面，^{18}F-FDG PET/CT是预测NSCLC患者复发和放疗后总生存率的最有力的独立指标。临床可根据SUVmax的高低对同一TNM分期患者进行预后危险度分层，从而制定出更合适的个体化治疗方案。若术前预测预后较差，则术后可考虑行辅助治疗手段预防复发。

总之，由于PET/CT能在治疗早期（1～2周期）判断疗效，从而及早改变治疗方案，这对于减轻患者的经济负担、避免不必要的毒副作用、改善预后都是大有裨益的，尤其对靶向和免疫治疗的评估意义巨大。

（二）^{18}F-FDG PET/CT在肺癌应用中局限性及对策

（1）PET假阳性问题：虽然PET诊断的准确性很好，高达93.5%，但仍存在6.5%的假阳性率。假阳性原因主要包括肉芽肿过程，感染性或者炎症性病因，其中包括细菌、变异分枝杆菌和真菌等。在我国最常见是结核性病变，这通常需要由经验丰富的诊断医生根据异常分布（模式识别）或CT形态学特点进行鉴别；也可以通过动态随访鉴别。对于那些难以确定的结节，还可以通过加做其他非^{18}F-FDG PET/CT显像，例如^{18}F-FLT或者^{68}Ga-FAPI等提高诊断的准确性。

（2）PET假阴性问题：亚厘米实性结节、磨玻璃结节等非侵袭性腺癌、细胞数量相对较少的黏液腺癌和类癌等常表现为无明显 ^{18}F-FDG摄取。需要通过薄层屏气CT仔细观察结节的CT形态学特点来判断，如果判断其恶性肿瘤可能性较低，则可以对患者进行一系列CT随访；如果怀疑为类癌，可进一步用 ^{68}Ga-DOTA TATE PET/CT进行诊断；如果判断其恶性肿瘤可能性较高，应考虑进行组织学取样或切除。脑组织高 ^{18}F-FDG本底影响脑内转移灶的检出，可以进行脑部增强MRI或进行PET/MR检查，也可以采用 ^{68}Ga-FAPI显像来提高分期的准确性。

四、食管癌

食管癌是发生在食管上皮组织的恶性肿瘤，病理类型主要包括鳞状细胞癌和腺癌，均对 ^{18}F-FDG呈高摄取状态， ^{18}F-FDG是食管癌的主要PET显像剂。食管癌预后较差，主要是因为早期症状不明显，导致多数食管癌患者确诊时已处于中晚期。PET/CT在食管癌治疗前分期，评价治疗效果及评估预后中起重要作用。

（一）适应证

（1）食管癌治疗前分期（PET/MR在食管癌原发灶

的 T 分期上更有优势)。

（2）辅助精确勾画食管癌放疗靶区。

（3）评估食管癌放化疗疗效。

（4）食管癌复发灶检测，特别是鉴别活性肿瘤组织与瘢痕组织。

^{18}F-FDG PET/CT 对原发性食管癌有较高的敏感性，但空间分辨率较低，在 T1、T2 期食管癌原发灶浸润程度的诊断中准确率较低，^{18}F-FDG PET/MR 在食管癌术前 T 分期上准确率较高。PET/CT 对食管癌淋巴结转移及远处转移病灶的诊断价值显著高于其他影像学检查，但需注意位于原发病灶旁的淋巴结，容易受到邻近高 ^{18}F-FDG 摄取的原发病灶的容积效应的干扰。

放射治疗是目前食管癌的重要治疗方式之一。PET/CT 在食管癌靶区勾画上精确度很高。对部分局部晚期的食管癌患者，术前放化疗（新辅助放化疗）是一项重要的治疗手段。研究表明在接受术前放化疗的食管癌患者中有 25% 的人会达到病理完全缓解，显著延长了存活时间。因此，准确地鉴别出这些新辅助治疗有效者在临床上十分重要。不少研究尝试应用 ^{18}F-FDG PET/CT 来评估食管癌新辅助放化疗疗效，但结果各异。因为在各个研究中对病理缓解的定义存在差异，进行PET/CT检查的时间不同，且被选择用于评估的参数阈值也各不相同，这都需要进一步的研究来使之明确及规范。

传统的形态学影像检查手段等对于鉴别治疗后局部水肿、炎症及纤维化引起的食管壁增厚和癌肿复发较困难，虽然治疗后的局部炎症反应及创伤修复对^{18}F-FDG的摄取同样会造成PET诊断的假阳性，但PET/CT对^{18}F-FDG摄取的精确定位在一定程度上可以提高临床医生对食管癌复发诊断的准确性；并且复发病灶通过时间的推移将会逐渐增大并保持代谢活跃，而其余原因造成的食管壁增厚将会保持不变或逐渐变薄且代谢减低，因此通过PET/CT动态观察也有利于提高诊断的准确性。

（二）^{18}F-FDG PET/CT在食管癌应用中的局限性及对策

PET/CT作为分子影像诊断技术，在食管癌的诊断、分期、放疗靶区勾画、复发灶检测及预后判断上有明显的优势。但^{18}F-FDG为非肿瘤特异性显像剂，炎症组织对^{18}F-FDG的高摄取使得^{18}F-FDG PET/CT诊断存在一定的假阳性率，近年来研究发现^{68}GA-FAPI显像对食管癌转移性淋巴结诊断的灵敏度和准确率更高，但仍需进一步的临床研究证实。

五、乳腺癌

乳腺癌主要是乳腺导管上皮细胞发生病理性改变而导致的癌症，以浸润性导管癌和小叶癌较为多见。^{18}F-FDG是乳腺癌PET显像的主要显像剂，绝大多数乳腺癌表现为高摄取。

（一）适应证

（1）乳腺癌治疗前分期（对多灶性乳腺癌的T分期以及进展期乳腺癌的N分期更有优势）。

（2）局部晚期或晚期乳腺癌患者疗效评价。

（3）复发性乳腺癌的诊断，特别是临床怀疑复发但常规影像检查呈阴性的患者。

目前，临床多根据中国临床肿瘤学会CSCO诊疗指南（2020）及中国肿瘤整合诊治指南（2022）对乳腺癌进行分期。^{18}F-FDG PET/CT显像在评估原发灶是否为多灶以及侵犯范围具有一定的优势。腋窝淋巴结的评估是临床重点，因为其转移与否直接决定术前是否行新辅助治疗。^{18}F-FDG PET/CT显像与病理学结果高度相关，是评价进展期乳腺癌腋窝淋巴结转移的最准确的影像手段。^{18}F-FDG PET/CT显像对胸小肌内侧及内乳淋巴结的转移具有较大的诊断价值，尤其对于内乳区淋巴结转移高危的患者（胸小肌内侧淋巴结转移阳性）。乳腺癌常见的远处转移有肺、肝、骨转移等，^{18}F-FDG PET/CT 显像更易检出远处隐匿转移灶，评估更加准确，可有效指导临床进行个性化治疗。因此，在常规分期检查结果难以判断或者存在疑问时，特别是在局部晚期或转移性患者中，^{18}F-FDG PET/CT 显像可有效地提高诊断效能。

随着保乳手术在临床的不断推广，多灶性乳腺癌逐渐受到重视。目前 MRI 仍是评估多灶性乳腺癌的主要方法，但鉴于 PET/CT 显像检测多灶性癌的灵敏度远高于钼靶加超声检查的优势，对于部分患者（尤其有幽闭恐惧症者），PET/CT 显像可作为一种有效的检查手段，辅助医生判断乳腺癌的生物学行为，为手术方式的选择提供了可靠依据。

乳腺癌术后复发的早期诊断是临床难点，直接影响患者的预后。PET/CT 显像根据术区局限放射性浓聚，能从手术和放疗后的乳腺组织改变中识别出复发结节，对肿瘤血清学指标升高而无明显症状的乳腺癌患者复发的诊断具有明显优势。

乳腺原发灶恶性程度是影响预后的重要因素之

一、^{18}F-FDG PET/CT 显像肿瘤局部摄取高，往往提示该病灶侵袭性强，对辅助化疗不敏感，预后较差。治疗有效的患者，在治疗早期即可表现为局部病变摄取明显降低。因此，^{18}F-FDG PET/CT 显像对疗效评价具有极其重要的意义。

（二）^{18}F-FDG PET/CT 在乳腺癌应用中的局限性及对策

乳腺癌并非所有病理类型均表现为^{18}F-FDG高代谢，如小叶型或低度恶性的乳腺癌可不摄取^{18}F-FDG，从而导致假阴性。雌激素受体（ER）表达在乳腺癌的诊断、治疗决策制定和疗效预测等多个环节中有重要的意义。^{18}F-FES PET/CT 显像可作为有效补充，检出^{18}F-FDG漏诊的一些ER高表达的小病灶或低度恶性的病灶，并有助于炎症等引起的^{18}F-FDG的假阳性鉴别诊断。

不同患者乳腺癌细胞ER表达水平具有较大差异，亦有部分患者原发灶和转移灶的ER表达不一致。因此，^{18}F-FES显像可客观获得ER分布和密度等信息，提高乳腺癌的诊断水平，为患者"个体化治疗"提供可靠依据。

新辅助化疗已逐渐成为进展期乳腺癌患者的标准治

疗手段之一，^{18}F-FES 显像可在早期精确地对患者进行治疗前筛选并预测疗效。对某些初治 ER 阳性，治疗后因基因改变而产生 ER 动态变化者，^{18}F-FES 显像可及时提示临床医生调整治疗决策，以避免无效治疗带来的副反应。

由于脑实质呈高放射性本底，易漏诊小或者代谢低的脑转移灶及脑膜转移灶，因此检出率低于增强 MRI。

六、胃癌

胃癌起源于胃黏膜腺上皮细胞的恶性肿瘤。病理组织类型主要为：乳头状或管状腺癌、低分化腺癌、黏液腺癌、印戒细胞癌、腺鳞癌、鳞状细胞癌、类癌及未分化癌。多数胃癌尤其是印戒细胞癌等 ^{18}F-FDG 摄取不明显，早期胃癌 ^{18}F-FDG PET 诊断的阳性率不高。而进展期胃癌 ^{18}F-FDG 摄取与肿瘤组织的组织学分型、肿瘤大小以及分期有关。

（一）适应证

（1）胃癌原发灶探测可作为胃镜检查的重要补充。

（2）胃癌术前分期，尤其是腹膜及其他远处转移灶的探测。

（3）探测胃癌复发转移灶，进行胃癌再分期。

（4）胃癌治疗后疗效评价。

（5）辅助判断胃癌患者预后。

胃癌发病率较高，预后较差。^{18}F-FDG PET/CT 在胃癌辅助分期方面优于常规影像检查方法。在 N 分期方面可提高诊断特异性。在胃癌远处转移即 M 分期方面可发现常规检查难以检出的隐匿转移灶，如腹膜转移、远处器官转移等，并能全面评估胃癌骨转移情况。

^{18}F-FDG PET/MR 在胃癌临床分期上具有重要作用。与 PET/CT 相比，使用 T2WI 的 PET/MR 能更好地揭示局部胃部病变的细节，提高胃癌 T 分期的准确性。

^{18}F-FDG PET 可通过观察胃癌病变及全身病变的 ^{18}F-FDG 代谢情况评估预后。一般而言，病灶 SUVmax 越高，患者生存期越短。与 HER2 阴性胃癌相比，HER2 阳性胃癌具有更高的 SUVmax。此外，基于 ^{18}F-FDG PET/CT 的代谢参数 MTV、TLG 等也为胃癌根治性切除后的患者提供了预后信息。

^{18}F-FDG PET 检查可用于胃癌治疗后随访监测，特别是对术后肿瘤标志物水平持续升高而常规检查阴性或其他临床疑有复发或转移的患者更有意义。

（二）^{18}F-FDG PET在胃癌中应用的局限性及对策

^{18}F-FDG PET显像对于早期胃癌探测效率不高，受影响因素较多，如不同病理类型的胃癌对^{18}F-FDG的摄取存在差异，印戒细胞癌、黏液腺癌FDG摄取相对较低，胃壁炎性病变^{18}F-FDG高摄取对小病灶分辨造成的干扰等。^{18}F-FDG PET在胃癌中的优势主要是在胃癌的术前分期、复发转移的探测、疗效评价等方面。对于可疑胃恶性病变的患者，检查前一定做好充分准备，应用阳性或阴性对比剂使胃适度充盈，便于对胃壁形态及其葡萄糖代谢情况进行清晰观察。必要时可采取延迟显像，有助于提高诊断的准确性。

^{68}Ga-FAPI显像在胃原发肿瘤和转移瘤中的摄取明显高于^{18}F-FDG，可以更好地评估胃癌原发病灶及腹膜、腹部淋巴结、骨骼中的转移性病变。此外，^{68}Ga/^{18}F-HER2 PET可无创性提供胃癌HER2表达信息，提高分期的准确性，并可监测转移灶和抗HER2治疗反应。

七、结直肠癌

结直肠癌起源于结直肠的腺上皮细胞。病理类型主要为：腺癌、黏液腺癌、腺鳞癌、未分化癌以及神经内分泌瘤等。结直肠癌绝大多数为^{18}F-FDG高摄取，

在 ^{18}F-FDG PET 显像时病灶表现为放射性浓聚。^{18}F-FDG 是结直肠癌的主要 PET 显像剂。结直肠癌好发于 50 岁以上的人群中，容易发生局部侵犯、淋巴结和肝脏、腹膜转移等远处转移，^{18}F-FDG PET 显像在结直肠癌临床诊疗方面有重要的价值。

（一）适应证

（1）结直肠癌原发灶评估和分期。

（2）结直肠癌复发转移的监测。

（3）结直肠癌治疗疗效评价和治疗决策调整前全身评估。

（4）结直肠癌预后评估。

（5）结直肠癌放疗靶区勾画。

^{18}F-FDG PET 对于内镜无法通过的完全梗阻性结肠癌的诊断有显著优势，对近端浸润性结肠癌或重复癌的诊断具有重要价值，同时也是手术一次性切除结肠癌原发灶与近端浸润灶或重复癌的依据。^{18}F-FDG PET 显像与 CEA、CA199 等肿瘤标志物联合，可以提高结直肠癌的检出率。血清 CEA 水平升高，^{18}F-FDG PET 检查可偶然发现结直肠癌高代谢病灶患者。

^{18}F-FDG PET 推荐用于可能存在能同步手术的转移

灶病例，同时也能评估CT或MR检查中不能定性的病灶，尤其是对造影剂严重过敏或肾功能衰竭的患者更适用。^{18}F-FDG PET对于淋巴结转移的诊断准确率高于传统影像学手段，对术前区域淋巴结的良恶性评估具有指导意义。^{18}F-FDG PET对结直肠癌患者的肝脏和肝外远处转移的诊断优势显著，可用于可切除的异时性转移（如肝转移）的术前评估。对于中晚期的结直肠癌，推荐应用^{18}F-FDG PET评估有无远处转移，有助于发现更多隐匿转移灶，精准定位临床分期。

^{18}F-FDG PET检查可用于结直肠癌的术后随访监测，特别是对术后CEA水平持续升高而常规检查阴性或其他临床疑有复发或转移的患者更有意义。^{18}F-FDG PET/CT在鉴别术后瘢痕、放射性纤维化（尤其是在骶前区域）和早期复发方面具有较高的特异性和准确性，还可以用于检测和定位治疗后的肝内肿瘤复发，与传统影像学检查相比具有明显优势。

^{18}F-FDG PET还可用生物靶区精准勾画。研究表明，^{18}F-FDG PET具有更高的相似性指数，与单独使用CT相比，不同放疗医师间的GTV差异是显著降低，勾画靶区更精确，提高了放疗的精准性。

（二）^{18}F-FDG PET在结直肠癌应用中的局限性及对策

^{18}F-FDG PET检查中，吻合口及手术区的炎症反应、肠道尤其是直肠生理性摄取容易造成假阳性，患者应慎重选择在术后短期内行PET检查。对于合并糖尿病服用二甲双胍治疗的患者，肠道条形放射性摄取增高可能掩盖肠癌病灶的摄取，导致漏诊，建议进行PET显像前停用二甲双胍48小时。此外，膀胱及输尿管内的尿液也表现为放射性浓聚，会在一定程度上干扰邻近部位结肠癌病灶的观察，可通过注射呋塞米进行利尿，或嘱患者大量饮水多次排尿然后再进行检查，以减少尿液对诊断的影响。部分黏液腺癌、肝内微小转移灶及腹膜的微小粟粒样转移灶在^{18}F-FDG PET检查中有可能出现假阴性，应用^{68}Ga/^{18}F-FAPI PET显像，可以在一定程度上提高诊断准确率。

八、肝癌

原发性肝癌是指起源于肝细胞和肝内胆管细胞的恶性肿瘤。病理类型主要分为肝细胞肝癌、肝内胆管癌和混合性肝癌。其中肝内胆管癌及中、低分化肝细胞肝癌^{18}F-FDG多呈高摄取，而高分化肝癌多数不摄取^{18}F-

FDG。

高分化肝癌^{11}C-乙酸盐（^{11}C-acetate）或$^{11}C/^{18}F$-胆碱（$^{11}C/^{18}F$-choline）显像阳性率高，可以作为^{18}F-FDG的补充，而中、低分化肝癌^{11}C-乙酸盐或$^{11}C/^{18}F$胆碱显像常为阴性。

（一）适应证

（1）肝癌分期和再分期。

（2）肝癌治疗效果的评估，尤其对于抑制肿瘤活性的靶向药物的疗效评估。

（3）帮助筛选肝移植获益患者。

（4）指导放射治疗生物靶区的勾画、确定穿刺活检部位。

（5）协助评价肿瘤的恶性程度和预测预后。

肝癌在我国是高发病率、高死亡率的恶性肿瘤，^{18}F-FDG PET/CT对肝癌的诊断敏感性有限，但可以作为其他影像学检查的辅助和补充。PET/MR显像可提高肝癌诊断的灵敏度。

^{18}F-FDG PET在肝癌分期、再分期方面具有优势。^{18}F-FDG PET可以发现无明显形态学变化的病灶，帮助了解肿瘤局部侵犯范围、鉴别门静脉癌栓与血栓，

准确显示解剖结构发生变化后或者解剖结构复杂部位的肿瘤残留灶或复发转移灶,以指导制定最佳治疗方案。

^{18}F-FDG反映肿瘤的糖代谢活性,病灶对^{18}F-FDG摄取程度可以反映肝细胞癌的分化程度,并对预后有提示作用。通过此种方法,能够有效筛选出通过肝移植获益的患者,提高移植患者的生存率,预测预后,并能够通过"一站式"全身显像及早发现肝移植术后肿瘤复发和转移情况,推荐为临床常用肝移植候选标准的补充。此外,该方法还可以指导放疗生物靶区的勾画和穿刺活检的部位。

^{18}F-FDG PET可以对肝癌多种治疗方法(包括化疗、放疗、介入治疗以及生物治疗等)治疗效果进行评估。尤其对于TKI类靶向药的疗效评价更加敏感,可以有效避免治疗后病灶内出血、坏死、囊变等对常规影像学评估疗效的干扰,准确判断治疗后有无残余病灶及其活性。

(二) ^{18}F-FDG PET/CT在肝癌应用中的局限性及对策

^{18}F-FDG PET/CT用于肝癌诊断分期时,肝脓肿、局灶性结节性增生等良性病变会产生假阳性,小病灶(直

径<1 cm）、高分化肝细胞肝癌、硬化性胆管癌等会产生假阴性。可以通过联合多期增强影像，或通过延迟显像、非 ^{18}F-FDG 示踪剂显像、复合增强 CT 的 PET/CT 显像、PET/CT 动态显像、PET/MR 多序列显像等多种显像方法帮助鉴别。PET/MR 检查和双示踪剂联合显像是核医学提高肝细胞肝癌诊断灵敏度的重要手段。肝癌局部介入灭活治疗（如 TACE、射频消融等）后 1~2 周内，病变周围正常组织会存在不同程度的炎性反应，对判断肿瘤残留与否有一定干扰。因此，应注意疗效评价时机的合理选择。

^{11}C-乙酸盐（^{11}C-acetate）或 ^{11}C/^{18}F-胆碱（^{11}C/^{18}F-choline）显像阳性率高，可以作为 ^{18}F-FDG 的补充，两者联合应用不仅可以提高肝癌诊断敏感性，减少漏诊，而且可以对病灶的分化程度进行生物学分型，预测预后，但是对肝外转移灶的探测无明显改善。双示踪剂联合显像受肝硬化改变影响小，进行肝移植术前评价优于增强 CT。其他新型正电子显像剂（如 ^{68}Ga-PSMA、^{68}Ga-FAPI 等），也在肝癌诊断、分期、疗效评估及辅助治疗决策方面价值已有报道，但还需大样本研究证实。

九、宫颈癌

宫颈癌是起源于上皮细胞的恶性肿瘤，常见病理类型是鳞癌，绝大多数为 ^{18}F-FDG 高摄取，在 ^{18}F-FDG PET 显像时病灶表现为 ^{18}F-FDG 高摄取，^{18}F-FDG 是宫颈癌的主要 PET 显像剂。宫颈癌是妇科常见恶性肿瘤之一。^{18}F-FDG PET/CT 显像在宫颈癌诊疗中具有重要的临床应用价值。

（一）适应证

（1）宫颈癌治疗前分期（PET/MR 对局部晚期原发灶的 T 分期更有优势）。

（2）IIb-IVb 期的宫颈癌患者治疗后评价疗效。

（3）复发性宫颈癌的诊断及治疗方法的选择，特别是鳞状细胞癌抗原（SCCA）升高临床怀疑复发但常规影像检查阴性的患者以及拟对复发部位进行临床治愈目标治疗的患者。

目前临床多采用国际妇产科联盟 FIGO（2018）来分期评估原发灶的范围及淋巴结转移、远处转移情况。FIGO 分期对原发灶的侵犯范围有详细的界定，而 ^{18}F-FDG PET/MR 在评估原发灶的侵犯范围方面更具优势。腹主动脉旁淋巴结的评估是临床重点，因为其转移与否直接决定了进行放射治疗时的放射野范围。研究表明，^{18}F-FDG PET/CT是评价局部晚期宫颈癌腹膜后淋巴结转移的最准确的影像手段。与腹膜后淋巴结清扫的病理分期相比，术前^{18}F-FDG PET/CT评价腹膜后淋巴结的假阴性率为6-15%；对于腹主动脉旁淋巴结转移高危的患者（盆腔淋巴结转移阳性），^{18}F-FDG PET/CT评价腹膜后淋巴结转移的准确性会进一步提高。因此，局部晚期宫颈癌的^{18}F-FDG PET/CT显像，可以有效协助评估放射治疗照射野的范围。宫颈癌常见的远处转移有锁骨上淋巴结转移及肺、肝、骨转移等，^{18}F-FDG PET/CT的扫描范围使远处转移的评估更加准确，可以更好地进行个性化指导临床治疗。

FIGO分期为IIb-IVb期的宫颈癌患者治疗后，特别是治疗期间因为症状或者实验室检查提示疗效不佳的患者，^{18}F-FDG PET/CT可以评价治疗效果，筛选疗效不佳的患者，及时更换治疗方法及药物。

复发性宫颈癌的早期诊断是临床难点。有些宫颈癌治疗后的反应与复发症状类似，如下肢水肿伴疼痛，广泛盆、骶部或大腿疼痛、排尿困难等；另外，部分患者SCCA升高，但常规影像学检查方法表现为阴性。^{18}F-

FDG PET/CT能鉴别是治疗后的反应还是复发，检出常规影像检查未能发现的病灶或正常大小的淋巴结转移灶。研究表明，宫颈癌治疗后SCCA升高的患者，诊断宫颈癌复发准确率可达96.8%。复发性宫颈癌的治疗方法选择有多个影响因素，如复发病灶的范围、初始治疗方式、患者的身体状态等。^{18}F-FDG PET/CT对复发性宫颈癌病灶的正确评估，有助于临床医师制定个性化的治疗方案。

（二）^{18}F-FDG PET/CT宫颈癌应用中的局限性及对策

^{18}F-FDG PET/CT评估淋巴结转移的准确性还有待提高，腹主动脉旁淋巴结转移的诊断存在假阴性，特别是小于1 cm的转移淋巴结。PET/CT设备探测性能的进步，如长轴向视野PET/CT，将有助于提高腹主动脉淋巴结定性诊断的准确性。

非^{18}F-FDG分子探针^{18}F或^{68}Ga-FAPI PET显像在宫颈癌T分期或转移灶及卵巢生理性摄取鉴别诊断中发挥重要作用。

十、卵巢癌

卵巢癌是指起源于卵巢上皮细胞的恶性肿瘤，占卵巢恶性肿瘤的85%~90%，不同于卵巢性索间质肿瘤、卵巢恶性生殖细胞肿瘤。卵巢癌细胞呈^{18}F-FDG高摄取，因此^{18}F-FDG是卵巢癌主要PET显像剂，近年来研究发现，FAPI对卵巢癌腹膜转移有着重要价值。

（一）适应证

（1）卵巢癌的分期和诊断。

（2）监测卵巢癌治疗后肿瘤标志物升高是否为复发转移，尤其是有无腹膜转移，为肿瘤减灭术提供依据。

（3）卵巢癌治疗疗效评价。

（4）卵巢癌预后评估。

卵巢癌在临床主要采用以手术为主的综合性治疗方案，其中，腹膜种植转移与否、转移范围和淋巴结转移状况是影响治疗方案选择的关键。^{18}F-FDG PET显像在发现隐匿卵巢癌腹膜转移灶等方面有更高的灵敏度和分辨力，在卵巢癌诊断和分期方面优于常规影像检查方法。

^{18}F-FDG PET在卵巢癌复发及转移灶监测方面具有重要临床应用价值，尤其是在卵巢癌初始治疗后临床怀疑复发转移者，以及血清中CA125、HE4等升高或持续升高者，^{18}F-FDG PET常可检出常规影像检查未能显示

的隐匿性病灶，如术区瘢痕组织内的病灶、肠道表面转移灶、腹膜转移灶、密度改变不明显的肝内小转移灶等，此外还可检出正常大小的淋巴结转移灶。

^{18}F-FDG PET可用于术前新辅助治疗或治疗前后等多种治疗方案的疗效评价，通过观察病变的葡萄糖代谢情况评估预后。一般而言，病灶SUVmax、MTV、TLG等代谢参数值越高，患者生存期越短。

（二）^{18}F-FDG PET卵巢癌应用中的局限性及对策

卵巢生理性摄取、炎性病变、活动性结核等也可摄取^{18}F-FDG，进而造成卵巢癌^{18}F-FDG PET检查出现假阳性结果，干扰卵巢癌病灶的诊断。对育龄期妇女卵巢排卵和黄体发育生理性摄取^{18}F-FDG情况，可进一步询问患者月经周期进行鉴别；对于可疑良性病变者，可采取延迟显像的方式进行鉴别。一般而言，恶性肿瘤病灶延迟显像SUV值升高，而良性病变延迟显像SUV值大多不升高。卵巢癌病理类型多样，部分恶性程度低的卵巢癌及其腹膜转移摄取^{18}F-FDG水平低，可出现假阴性结果，^{68}Ga-FAPI显像对卵巢癌的腹膜转移有更高的探测能力，准确性更高，可以弥补^{18}F-FDG存在的这一不足。

十一、前列腺癌

前列腺癌95%以上是前列腺腺泡腺癌，起源于前列腺腺泡上皮细胞，其他病理类型多属于移行上皮细胞起源的恶性肿瘤，正常前列腺组织、良性病变、恶性肿瘤均可有不同程度的FDG摄取。前列腺癌相对分化好，FDG摄取不高。如今，^{68}Ga/^{18}F-PSMA前列腺特异性膜抗原（prostate specific membrane antigen，PSMA）已取代FDG，成为前列腺癌主要的PET显像剂。

^{68}Ga/^{18}F标记前列腺特异性膜抗原配体主要有^{68}Ga/^{18}F-PSMA-11、^{68}Ga/^{18}F-PSMA-617、^{68}Ga/^{18}F-PS-MA-1007等，它们生物学特性、排泄途径略有不同。另一个PSMA显像剂^{18}F标记的DCFPyL在国外应用较多。

（一）适应证

（1）前列腺癌的诊断与分期、指导活检。

（2）前列腺癌生化复发、转移的诊断。

（3）前列腺癌治疗后疗效评价。

（4）前列腺癌预后评估。

（5）辅助前列腺癌放疗靶区计划制定。

前列腺癌是全球男性中最常见的恶性肿瘤之一，近年来我国男性前列腺癌的发病率呈持续增长趋势。前列腺癌病理类型95%以上是前列腺腺泡癌，其次是内膜样癌、黏液癌、小细胞癌、鳞癌、肉瘤、印戒细胞癌和神经内分泌肿瘤。^{68}Ga/^{18}F-PSMA是前列腺腺泡癌的主要显像剂。

^{68}Ga/^{18}F-PSMA PET示踪剂对前列腺癌原发灶及转移灶检出率均较^{18}F-FDG高。就前列腺癌T分期而言，PET/MR显像优于PET/CT。

前列腺癌患者中约有27%存在最大径<5 mm的转移淋巴结。传统影像学方法无法判断最大径<5 mm的淋巴结性质。PSMA PET显像对前列腺癌淋巴结分期的特异性和准确性分别为99.1%和91.0%。前列腺癌以成骨转移为主，在骨转移诊断方面，PSMA PET/CT显像对骨转移灶的检出率可高达98%，对其他转移灶也有较高的检出率。

前列腺癌易复发，CT对早期复发灶的检出率低于5%，而PSMA PET/CT在较低血清前列腺特异性抗原（PSA）水平时即有较高的病灶检出率。PSMA PET/CT显像对前列腺癌生化复发的检出率为89.5%，远远超出传统影像学方法。同时，检出率与患者PSA水平密切相关，PSA <0.5 ng/ml 时检出率为57.9%，PSA >2.0 ng/ml

时检出率为96.8%。

对于转移性去势抵抗性前列腺癌（mCRPC）患者，抗雄激素治疗后PSMA PET/CT表现具有较强的异质性。虽然有研究表明PSMA PET/CT显像可提前预测阿比特龙或恩杂鲁胺等新一代抗雄治疗药物对mCRPC患者的疗效评价，但在内分泌治疗后四周PSMA PET/CT图像有可能出现"耀斑现象"。因此早期疗效评估解释仍需谨慎。

^{68}Ga或^{18}F标记的PSMA PET/CT的SUVmax是预测前列腺癌危险度分层的参考指标，也是治疗过程中早期血清PSA反应的独立预测因子。病灶SUVmax越高，肿瘤侵袭性越强、Gleason评分越高、越容易复发。此外，前列腺癌患者根治性切除术后应复查PSMA PET/CT，若发现阳性病灶，则高度提示患者无进展生存期缩短。

（二）PSMA PET前列腺癌应用中的局限性及对策

约10%的前列腺癌患者肿瘤原发灶或转移灶PSMA呈现低表达或无表达，PET/CT显像呈假阴性；而一些良性肿瘤（如神经鞘瘤）、骨折、神经节等也可摄取PS-MA显像剂，造成假阳性结果。常用的^{68}Ga标记PSMA类显像剂主要经泌尿系统排泄，显像剂在膀胱中浓聚会在一定程度上干扰前列腺的观察。而^{18}F-PSMA-1007通过肝胆代谢，显像剂生理聚集对前列腺的观察影响较小。

十二、淋巴瘤

淋巴瘤是起源于淋巴细胞克隆性增殖性疾病，是一类异质性强的肿瘤。绝大多数类型的淋巴瘤（例如霍奇金淋巴瘤、弥漫大B细胞淋巴瘤、伯基特淋巴瘤、NK/T细胞淋巴瘤、外周T细胞淋巴瘤等）属于高 ^{18}F-FDG 亲和性的肿瘤，^{18}F-FDG PET 显像时病灶表现为异常的放射性浓聚，病灶显像阳性率高达98%~100%。对于 ^{18}F-FDG 高亲和性的不同淋巴瘤亚型，PET/CT 是目前肿瘤分期、疗效评价及预后预测的最佳手段。

（一）适应证

（1）淋巴瘤治疗前分期。

（2）淋巴瘤治疗中期疗效评价，预测患者的预后。

（3）淋巴瘤治疗结束时疗效评价，坏死与残留的鉴别。

（4）复发性淋巴瘤的再分期。

（5）监测淋巴瘤细胞转化。

在分期方面，Lugano 分期标准是淋巴瘤最常用的分期标准。^{18}F-FDG PET 在淋巴结及淋巴结外器官侵犯的诊断方面均优于常规影像学。在骨髓浸润诊断方面，对于 ^{18}F-FDG 高亲和性的淋巴瘤，PET/CT 较骨髓穿刺活检能发现更多病灶并更好地判断骨髓浸润的范围。如 ^{18}F-FDG PET/CT 诊断骨髓浸润，可不必骨髓穿刺活检，仅 ^{18}F-FDG PET/CT 骨髓阴性但血液学检查异常才考虑进行骨髓活检。^{18}F-FDG PET/CT 较常规影像学检查能改变10%~40% 患者的分期和 10% 患者的治疗方案，从而影响患者的预后。

对于比较明确的 ^{18}F-FDG 高亲和性淋巴瘤或治疗前PET/CT 表现为 ^{18}F-FDG 高亲和性的淋巴瘤患者，^{18}F-FDG PET/CT 显像能通过治疗前后病灶代谢变化判断疗效，从而为下一步治疗方案的选择提供依据。淋巴瘤PET/CT 疗效评估病灶多采用 Deauville5 分法进行评分（附表 1），依据 Lugano 评估标准进行疗效评价（附表2）。

在治疗中期，霍奇金淋巴瘤推荐化疗 2 个周期后行 ^{18}F-FDG PET/CT 显像，非霍奇金淋巴瘤推荐化疗 3~4 周期后行 ^{18}F-FDG PET/CT 检查，治疗中期达到完全缓解是患者预后好的重要标志。如治疗中期 PET/CT 显像不能提示达到完全缓解，则适合进入临床试验。但在更改治疗方案前，建议进一步明确病理。

在完成一线治疗方案后，^{18}F-FDG PET/CT显像达到完全缓解的患者具有较好的无进展生存和总生存。对于该类患者，如未出现新的怀疑与淋巴瘤相关的症状，不推荐采用^{18}F-FDG PET/CT显像对患者进行常规随访。通过进行^{18}F-FDG PET/CT显像Deauville5法评分为4分的患者，部分与病灶内炎性细胞摄取^{18}F-FDG有关，一般预后良好；Deauville5法评分为5分的患者，一般预后不良，在更换治疗方案前推荐再次明确病理。

为降低治疗所致炎性反应对疗效评价的影响，中期PET/CT扫描推荐在下周期化疗前1~2天进行为宜；治疗完成后^{18}F-FDG显像推荐在化疗后6~8周或放疗后8~12周进行。^{18}F-FDG显像在监测淋巴瘤细胞转化方面的价值有很好的临床应用价值，惰性淋巴瘤基线扫描常为^{18}F-FDG低代谢，随访中如出现局部或整体病灶异常高代谢，则提示淋巴瘤有大细胞转化的趋势。

表1　Deauville视觉5分评分法

评分	PET/CT扫描结果评判标准
1	病灶FDG摄取程度不超过背景放射性分布
2	病灶FDG摄取程度<纵隔血池

评分	PET/CT扫描结果评判标准
3	纵隔血池<病灶FDG摄取程度≤肝血池
4	病灶FDG摄取程度超过肝血池，SUVmax≤2倍肝血池
5	病灶FDG摄取程度显著增高，SUVmax＞2倍肝血池或出现新发病灶
X	新发病灶有FDG摄取，但与淋巴瘤无关

表2 Lugano疗效评估标准

	病灶区域	PET/CT评效	CT评效
CR	淋巴结及结外累及病灶	5PS评分1、2、3分，伴有或不伴有残余病灶（无残余病灶为CR，有残余病灶为CMR）（注：韦氏淋巴环、结外高代谢摄取器官如脾脏或G-CSF刺激后骨髓增生改变，此时评价CR应与本地水平比较）	靶病灶（淋巴结）长径（Ldi）≤1.5 cm 无结外病灶
	不可测病灶	不适用	消失
	器官增大	不适用	回退至正常
	新发病灶	无	无
	骨髓	无骨髓病灶累及证据	形态学正常，若不确定需进行骨髓穿刺，IHC呈阴性

	病灶区域	PET/CT评效	CT评效
PR	淋巴结及结外累及病灶	5PS评分4～5分,摄取较基线减低,残余病灶可为任意大小(但小于基线病灶)	最多6个靶病灶PPD(Ldi×垂直于Ldi的短径)总和,SPD缩小≥50%
		中期评估,上述情况提示治疗有效	当病灶缩小至无法测量:5 mm×5 mm
		终末期评估,上述情况提示病变尚有残留	当病灶消失:0 mm×0 mm
	不可测病灶	不适用	消失/正常,残余病灶/病灶未增大
	器官增大	不适用	脾脏长径缩小＞原长径增大值的50%;常默认脾脏长径正常大小13 cm,若原为15 mm,判PR需长径<14 cm
	新发病灶	无	无
	骨髓	残余摄取高于正常骨髓组织但较基线减低;如果骨髓持续存在结节性局部异常FDG代谢改变,需进行MRI或活检进一步诊断	不适用

	病灶区域	PET/CT评效	CT评效
SD	淋巴结及结外病灶)	无代谢反应,中期/终末期病灶5PS评分4~5分,代谢较基线相比无明显改变	最多6个靶病灶SPD增加/缩性<50%,无PD证据
	不可测病灶	不适用	未达PD
SD	器官增大	不适用	未达PD
	新发病灶	无	无
	骨髓	同基线	不适用
PD	单独的靶病灶(淋巴结/结节性肿块、结外病灶)	5PS评分4~5分伴摄取较基线增加,和/或中期或终末期评效时出现新发摄取增高	至少1个病灶进展即可诊断,淋巴结/结外病灶需同时符合下述要求:①Ldi > 1.5 cm②PPD增加≥50%(较最小状态)③Ldi或Sdi较最小状态增加:0.5 cm(≤2 cm病灶)或1.0 cm(> 2 cm病灶)
			①脾脏长径增长 > 原长径增大值的50%,常默认脾脏正常大小13 cm,若原为15 cm,判PD需长径 > 16 cm②若基线无脾大,长径需在基线基础上至少增加2 cm③新出现或复发的脾大

中国肿瘤整合诊治技术指南(CACA)

	病灶区域	PET/CT评效	CT评效
PD	不可测病灶	无	
	新发病灶	出现淋巴瘤相关新发高代谢灶(排除感染、炎症等),若未明确性质需行活检或中期评估	
	骨髓	新出现或复发性高代谢摄取灶	新发或复发的骨髓受累

十三、神经内分泌肿瘤

神经内分泌肿瘤（neuroendocrine neoplasm，NEN）是一组以神经内分泌分化为主要特征的异质性肿瘤，具有不同形态学表现和生物学行为，以胃肠胰神经内分泌肿瘤（GEP-NEN）最常见。其中高分化者被称为神经内分泌瘤（NET），低分化者被称为神经内分泌癌（NEC）。多数 NEN 细胞表面有生长抑素受体（soma-tostatin receptor，SSTR）高表达，因此可采用放射性核素（如 ^{68}Ga、^{18}F、^{64}Cu 等）标记的生长抑素类似物（so-matostatin analogues，SSA）进行生长抑素受体显像（so-matostatin receptor imaging，SRI）。G1 和 G2 级 NET 摄

取 ^{68}Ga-SSA 较高，G2 ~ G3 级 NET 和 NEC 摄取 ^{18}F-FDG 较高。

（一）适应证

（1）寻找和定位肿瘤原发灶。

（2）寻找肿瘤转移灶，指导分期，评价预后。

（3）监测肿瘤复发，再分期。

（4）评价能否进行 SSA 治疗或进行 PRRT 治疗，并评估疗效。

（5）对于不适合活检或活检后仍不能确定病理诊断的肿瘤，建议辅助诊断与鉴别诊断。

与 CT、MRI 等常规影像学方法不同，核医学分子影像可以在细胞和分子层面对疾病进行无创、实时、可视化及特异性的诊断，因此在 NEN 临床诊疗中发挥着越来越重要的作用。SRI 可以针对 NEN 细胞表面 SSTR 进行靶向显像，帮助诊断 NEN 并判断 NEN SSTRs 的表达情况。临床常用的 SRI 显像剂为 SSTR 激动剂——^{68}Ga-SSA，包括：^{68}Ga-DOTATATE（最常用）、^{68}Ga-DOTATOC、^{68}Ga-DOTANOC 等。

对于 G1 和 G2 级 NEN，由于其细胞表面 SSTR 表达量高，^{68}Ga-SSA 对其原发灶和转移灶的诊断准确度和特异度均可达95%以上，^{68}Ga-SSA显像是G1和G2级NEN定性诊断、病理学分级、分期、再分期必要的检查手段，而且可以帮助评价能否进行SSA治疗或PRRT治疗，并评估肿瘤对于进行SSA治疗或PRRT治疗的反应性。对G3级NEN，由于其细胞表面SSTR表达量少，^{68}Ga-SSA对其诊断灵敏度下降，准确度仅为40%~60%。^{18}F-FDG对G3级NEN及NEC具有较高诊断灵敏度，临床常将^{68}Ga-SSA与^{18}F-FDG联合应用，以提高疾病诊断灵敏度，进行准确分期，并帮助评估肿瘤分化程度、预测患者预后，弥补常规影像学检查的不足和病理活检的局限性。

其他显像剂包括：①SSTR拮抗剂：与SSTR激动剂相比，SSTR拮抗剂在肝脏、脾脏、胃肠道和肺等正常组织中的摄取较低，而在肿瘤组织中摄取较高，滞留时间较长，肿瘤与背景比值较高，有利于病灶的检出。目前成功开发并应用于临床的SSTR拮抗剂包括^{68}Ga-NODAGA-JR11、^{68}Ga-DOTA-JR11、^{68}Ga-NODAGA-LM3、^{68}Ga-DOTA-LM3等。②^{18}F-DOPA：靶向儿茶酚胺代谢，嗜铬细胞瘤、副神经节瘤、胰岛素瘤等显像灵敏度高，对多种遗传性NEN的病变检出率较高。③^{68}Ga-

DOTA-exendin-4：是 ^{68}Ga 标记的胰高血糖素样肽-1（glucagon-like peptide-1，GLP-1）类似物，对胰岛素瘤的诊断灵敏度可高达97%。

（二）PET检查临床应用的局限性及对策

受设备空间分辨率的限制，部分较小（<1 cm）的 NEN 原发灶及转移灶 ^{68}Ga-SSA 及 ^{18}F-FDG PET/CT 检出率有限。其次，SSTR 有 5 种亚型（SSTR1~5），目前的 SRI 显像剂多针对 2 型和/或 5 型受体，对其他亚型亲和力不足。另外，^{68}Ga-SSA 及 ^{18}F-FDG PET/CT 联合显像需要投入较多的费用和时间，且会增加患者的受照剂量。联合多期增强CT或MRI，发挥一体化PET/MR显像辐射低、软组织分辨率高和多参数功能成像的优势，以及开发应用新型分子探针进行PET检查等方法可能有助于解决这些问题。

十四、恶性黑色素瘤

黑色素瘤（melanoma）是起源于黑色素细胞的一种恶性肿瘤，多发生于皮肤，也可见于黏膜（内脏黏膜）、眼葡萄膜及软脑膜等部位，约占全部肿瘤的3%。我国人群好发于肢端皮肤（足底、足趾、手指末端和甲下）和黏膜（鼻腔、口腔及上、下消化道）。恶性黑色素瘤细胞增殖活跃，呈 ^{18}F-FDG 高代谢。^{18}F-FDG 是恶性黑色素瘤的首选显像剂。

（一）适应证

（1）恶性黑色素瘤治疗前分期。

（2）恶性黑色素瘤治疗后评估疗效。

（3）复发性恶性黑色素瘤再分期。

恶性黑色素瘤临床分期主要参照两种系统：①遵循 AJCC 恶性黑色素瘤分期系统：基于原发瘤的厚度和肿瘤是否侵犯淋巴结；②基于肿瘤浸润的深度（Ⅰ期、Ⅱ期）、淋巴管内或区域淋巴结转移（Ⅲ期）和远处转移（Ⅳ期）分期：恶性黑色素瘤大多数容易发生转移，血源性转移和淋巴结转移较常见，常见转移部位如区域淋巴结、肺、肝、骨、皮肤和脑，PET/CT 是转移评估的首选检查手段，但 PET/MR 显像的 T1WI 高信号也对诊断有重要帮助。

免疫治疗是恶性黑色素瘤治疗的重要突破，^{18}F-FDG PET 显像在形态变化不明显时代谢多有改变，因此 PET 显像对黑色素的疗效判定有重要价值。

（二）^{18}F-FDG PET/CT黑色素瘤应用中的局限性及对策

黑色素瘤根据细胞胞质内黑色素的量分为：色素型、无色素型，会影响形态结构影像的诊断，但对^{18}F-FDG PET/CT无特别干扰。但部分原发于皮肤的黑色素瘤由于病灶呈薄层状、体积小，PET分辨时有困难。

免疫治疗首先是恢复激活机体免疫系统，可见非引流区域的淋巴结肿大，FDG高代谢，通过询问病史，发现患者症状改善，或全身总高代谢区的减少可以鉴别。也可以通过T细胞显像进行区分。

参考文献

1. Sweet W H. "The Use of Nuclear Disintegration in The Diagnosis and Treatment of Brain Tumor", New England Journal of Medicine, 1951, 245: 875-878.

2. Wrenn Jr, F R, M L Good, et al. "The Use of Positron Emitting Radioisotopes For Localization of Brain Tumors", Science, 1951, 113: 525-527.

3. Delso G, Ziegler S. PET/MRI System Design .Eur J Nucl Med Mol Imaging, 2009, 36 (Suppl 1): S86-S89.

4. Herzog H, Pietrzyk U, Shah N J, et al. The Current State, Challenges and Perspectives of MR-PET. Neuroimage, 2010, 49 (3): 2072-2082.

5. Delso G, Fürst S, Jakoby B, et al. Performance measurements of The Siemens MMR Integrated Whole Body PET/MR Scanner. J Nucl Med, 2011, 52 (12): 1914—1922.

6. Umutlu L, Beyer T, Grueneisen J S, et al. Whole-Body [18F]-FDG-PET/MRI for Oncology: A Consensus Recommendation. Nuklearmedizin, 2019 Mar, 58 (2): 68-76.

7.Currie G M，Kamvosoulis P，Bushong S. PET/MRI，Part 2：Technologic Principles. J Nucl Med Technol，2021 Sep，49（3）：217-225.

8. Herrmann，Ken，Czernin，et al. F-18-FDG PET/CT and PET/MRI Perform Equally Well in Cancer：Evidence from Studies on More Than 2，300 Patients. Journal of Nuclear Medicine.2016，57（3）：420-430.

9.States L J，Reid J R. Whole-Body PET/MRI Applications in Pediatric Oncology. AJR Am J Roentgenol，2020 Sep，215（3）：713-725.

10.Sols A，Crane R K. Substrate Specificity of Brain Hexokinase. J Biol Chem，1954，210（2）：581-595.

11.Kennedy C，Des Rosiers M，Jehle J，et al. Mapping of Functional Neural Pathways by Autoradiographic Survey ofLocal Metabolic Rate with（14C）Deoxyglucose. Science，1975，187（4179）：850-853.

12.Reivich M，Kuhl D，Wolf A，et al. Measurement of Local Cerebral Glucose Metabolism in Man with 18F-2-fluoro-2-deoxy-d-glucose. Acta Neurol Scand Suppl，1977，64：190-191.

13. Som P，Atkins H L，Bandoypadhyay D，et al. A fluorinated glucose analog，2-fluoro-2-deoxy-Dglucose（F-18）：Nontoxic Tracer for Rapid Tumor Detection. J Nucl Med，1980，21（7）：670-675.

14. Hamacher K，Coenen H H，Stocklin G. Efficient Stereospecific Synthesis of No-Carrier-Added 2-[18F]-Fluoro-2-Deoxy-D-Glucose Using Aminopolyether Supported Nucleophilic Substitution. J Nucl Med，1986，27（2）：235-238.

15. 陈利星，邹思娟，朱小华.放射性核素标记前列腺特异性膜抗原小分子抑制剂靶向前列腺癌的显像与治疗.中华核医学与分子影像杂志，2018，38（01）：53-58.

16. Raylman Raymond R，Van Kampen Will，Stolin Alexander V，et al. A dedicated breast-PET/CT Scanner：Evaluation of Basic Performance Characteristics. Med Phys，2018，45：1603-1613.

17. Li Y M，Wang Q，Wang X M，et al. Expert Consensus on Clinical Application of FDG PET/CT in Infection and Inflammation. Ann Nucl Med，2020，34（5）：369-376.

18. Werner R A, Derlin T, Lapa C, et al. 18F−Labeled, PSMA−Targeted Radiotracers: Leveraging the Advantages of Radiofluorination for Prostate Cancer Molecular Imaging. Theranostics, 2020, 10（1）: 1−16.

19. Law I, Albert N L, Arbizu J, et al. Joint EANM / EANO / RANO Practice Guidelines / SNMMI Procedure standards for Imaging of Gliomas Using PET with Radio-labelled Amino Acids and FDG: Version 1.0. Eur J Nucl Med Mol Imaging, 2019, 46（3）: 540−557.

20. Paprottka K J, Kleiner S, Preibisch C, et al. Fully Automated Analysis Combining [F]−FET−PET and Multiparametric MRI Including DSC Perfusion and APTw Imaging: A Promising Tool for objective Evaluation of Glioma Progression. Eur J Nucl Med Mol Imaging, 2021, 48（13）: 4445−4455.

21. Ettinger D S, Wood D E, Aisner D L, et al. NCCN Guidelines Insights: Non−Small Cell lung Cancer, Version 2, 2021, J Natl Compr Canc Netw 2021.

22. L Wang, G Tang, K Hu, et al. Comparison of 68Ga−FAPI and 18F−FDG PET/CT in the E−valuation of Ad-

vanced Lung Cancer. Radiology，2022，303（1）：191-199.

23. McKay，Michael J，Taubman，et al. Molecular Imaging Using PET/CT for Radiation Therapy Planning for Adult Cancers：Current Status and Expanding Applications. INT J RADIAT ONCOL，2018，102（4）：783-791.

24. Seol，Ki Ho，Lee，et al. PET / CT planning During Chemoradiotherapy for Esophageal Cancer. Radiat Oncol J，2014，32（1）：31-42.

25. Chen H J，Pang Y Z，Wu J X，et al. Comparison of [68Ga]GaDOTA-FAPI-04 and [18F]FDG PET / CT for The Diagnosis of Primary and Metastatic Lesions in Patients with Various Types of Cancer. Eur J Nucl Med Mol Imaging，2020，47（8）：1820-1832.

26. 中国临床肿瘤学会指南工作委员会组织编写. 中国临床肿瘤学会（CSCO）乳腺癌诊疗指南2020. 人民卫生出版社2020.

27. Tőkés T，Kajáry K，Szentmártoni G，et al. Predictive and Prognostic Value of FDG-PET/CT Imaging and Different Response Evaluation Criteria After Primary Sys-

temic Therapy of Breast Cancer. Breast Cancer，2017，24（1）：137-146.

28. Yang Z，Sun Y，Xu X，et al. The Assessment of Estrogen Receptor Status and Its Intratumoral Heterogeneity in Patients With Breast Cancer by Using 18F-Fluoroestradiol PET/CT. Clin Nucl Med，2017，42（6）：421-427.

29. Antunes I F，et al. Synthesis and Evaluation of the Estrogen Receptor beta-Selective Radioligand 2-18F-Fluoro-6-（6-Hydroxynaphthalen-2-yl）Pyridin-3-ol：Comparison with 16alpha-18F-Fluoro-17beta-Estradiol. J Nucl Med，2017，58（4）：554-559.

30. Fu L，Huang S，Wu H，et al. Superiority of [68Ga] Ga-FAPI-04/[18F]FAPI-42 PET/CT to [18F]FDG PET/CT in Delineating the Primary Tumor and Peritoneal Metastasis in Initial gastric cancer. Eur Radiol，2022，32（9）：6281-6290.

31. 刘玉奇，章斌，邓胜明，等.18F-FDG PET/CT对结直肠癌术后患者临床再分期，治疗策略及预后评估的价值.中华核医学与分子影像杂志，2017，37

（10）：5.

32. Unterrainer M, Eze C, Ilhan H, et al. Recent advances of PET imaging in clinical radiation oncology. Radiation Oncology, 2020, 15（1）：88.

33. 中华人民共和国国家卫生健康委员会医政医管局.原发性肝癌诊疗指南（2022年版）.中华肝脏病杂志，2022，30（4）：367-388.中国抗癌协会肝癌专业委员会.中国肿瘤整合诊治指南（CACA）-肝癌部分.肿瘤综合治疗电子杂志，2022，8（3）：31-63.

34. NCCN Clinical Practice Guidelines in Oncology- Hepatobiliary Cancers（2022 Version 2）.https：//www.nccn.org/professionals/physician_gls/pdf/hepatobiliary.pdf.

35. Filiz Celebi, Kourosh Yaghouti, Emetullah Cindil, et al. The Role of 18F-FDG PET/MRI in the Assessment of Primary Intrahepatic Neoplasms. Acad Radiol, 2021 Feb, 28（2）：189-198.

36. Woo S, Atun R, Ward Z J, et al. Diagnostic performance of conventional and advanced imaging modalities for assessing newly diagnosed cervical cancer：systematic review and meta-analysis. EUR RADIOL, 2020, 30

（10）：5560-5577.

37.国家癌症中心，国家肿瘤质控中心卵巢癌质控专家委员会.中国卵巢癌规范诊疗质量控制指标（2022版）.中华肿瘤杂志，2022，44（7）：609-614.

38. Delgado Bolton R C，Aide N，Colletti P M，et al. EANM guideline on the role of 2-[18F] FDG PET/CT in diagnosis，staging，prognostic value，therapy assessment and restaging of ovarian cancer，endorsed by the American College of Nuclear Medicine（ACNM），the Society of Nuclear Medicine and Molecular Imaging（SNMMI）and the International Atomic Energy Agency（IAEA）. EUR J NUCL MED MOL I，2021，48（10）：3286-3302.

39.Roach P J，Francis R，Emmett L，et al. The Impact of Ga-68-PSMA PET/CT on Management Intent in Prostate Cancer：Results of an Australian Prospective Multicenter Study. J Nucl Med，2018，59（1）：82-88.

40.Sterzing F，Kratochwil C，Fiedler H，et al. Ga-68-PSMA-11 PET/CT：a new technique with high potential for the radiotherapeutic management of prostate cancer patients. Eur J Nucl Med Mol Imaging, 2016, 43 (1): 34-41.

41. METTLER J, MÜLLER H, VOLTIN C A, et al. Metabolic tumour volume for response prediction in advanced-stage Hodgkin lymphoma. J Nucl Med, 2018 Jun 7, pii: jnumed.118.210047.

42. MEIGNAN M, COTTEREAU A S, VERSARI A, et al. Baseline metabolic tumor volume predicts outcome in high-tumor-burden follicular lymphoma: A pooled analysis of three multicenter studies. J Clin Oncol, 2016, 34 (30): 3618-3626.

43. NCCN CLINICAL PRACTICE GUIDELINES IN ONCOLOGY. B-Cell Lymphomas, Version 1, 2020.

44. WIERDA W G, BYRD J C, ABRAMSON J S, et al. Chronic Lymphocytic Leukemia/Small Lymphocytic Lymphoma, Version 4.2020, NCCN Clinical Practice Guidelines in Oncology. J Natl Compr Canc Netw, 2020, 18 (2): 185-217.

45. NCCN Clinical Practice Guidelines in Oncology-Neuroendocrine and Adrenal Tumors (2022 Version 1).

https：//www.nccn.org/professionals/physician_gls/pdf/neuroendocrine.pdf.

46. 中国抗癌协会神经内分泌肿瘤专业委员会.中国抗癌协会神经内分泌肿瘤诊治指南（2022年版）.中国癌症杂志，2022，32（6）：545-580.

47. 中华医学会消化病学分会胃肠激素与神经内分泌肿瘤学组.胃肠胰神经内分泌肿瘤诊治专家共识（2020年版）.中华消化杂志，2021，41（2）：76-87.

48. Bakare A N，Agrawal A，Saklani A，et al. Diagnostic performance of 18F-fluorodeoxyglucose positron emission tomography/computed tomography in anorectal melanoma. World Journal of Nuclear Medicine.

49. Tumor Response Evaluation in Patients with Malignant Melanoma Undergoing Immune Checkpoint Inhibitor Therapy and Prognosis Prediction Using 18F-FDG PET/CT： Multicenter Study for Comparison of EORTC，PERCIST，and ImPERCIST. Japanese Journal of Radiology，2021：1-11.

50. 樊代明.整合肿瘤学.基础卷.诊断分册.西安：世界图书出版社，2021.